BEI GRIN MACHT SICH IHR WISSEN BEZAHLT

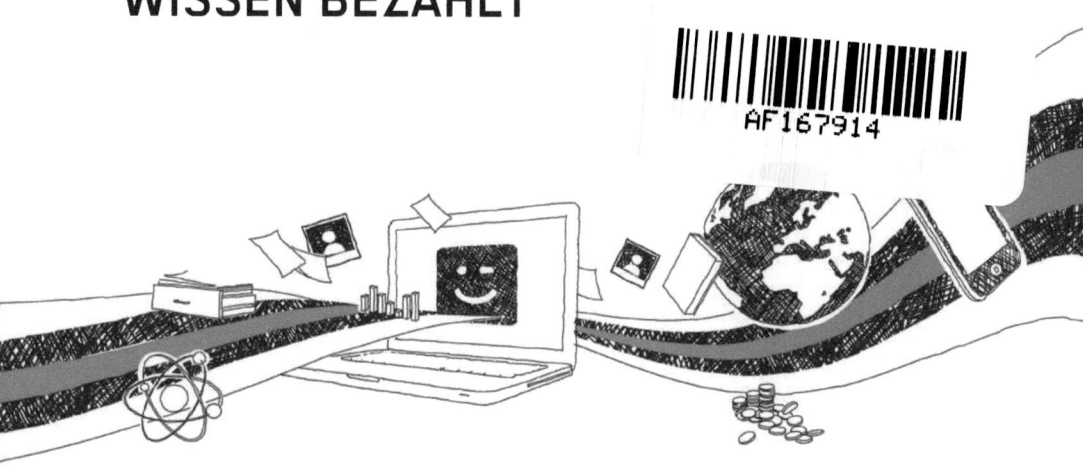
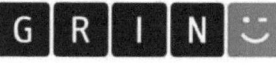

Resilienz bei Mitarbeitenden im Gesundheitswesen

Bedarfsermittlung und Schulung im Umgang mit psychosozialen Belastungen am Arbeitsplatz

Linda Bödefeld

GRIN

Bibliografische Information der Deutschen Nationalbibliothek:

Die Deutsche Nationalbibliothek verzeichnet diese Publikation in der Deutschen Nationalbibliografie; detaillierte bibliografische Daten sind im Internet über http://dnb.d-nb.de abrufbar.

ISBN: 9783346507624
Dieses Buch ist auch als E-Book erhältlich.

Druck und Bindung: Books on Demand GmbH, Norderstedt Germany
Gedruckt auf säurefreiem Papier aus verantwortungsvollen Quellen

Das vorliegende Werk wurde sorgfältig erarbeitet. Dennoch übernehmen Autoren und Verlag für die Richtigkeit von Angaben, Hinweisen, Links und Ratschlägen sowie eventuelle Druckfehler keine Haftung.

Das Buch bei GRIN: https://www.grin.com/document/1134869

FOM Hochschule für Oekonomie & Management

Standort Köln

Hausarbeit

Fachbereich Gesundheit und Soziales

Studiengang: Gesundheitspsychologie & Medizinpädagogik

Bachelor of Arts

**Resilienz bei Mitarbeitenden im Gesundheitswesen -
Bedarfsermittlung und Schulung im Umgang mit psychosozialen Belastungen am
Arbeitsplatz**

Fach: Praxisprojekt

Autorin: Linda Bödefeld

Abgabedatum: 11.07.2020

Inhaltsverzeichnis

Abkürzungsverzeichnis

bzw. = beziehungsweise

baua= Bundesanstalt für Arbeitsschutz und Arbeitsmedizin

1 Einleitung

1.1 Hintergrund

Wenn Müdigkeit, Erschöpfung und das Gefühl ausgebrannt zu sein zum Dauerzustand werden, dann sprechen Berufstätige schnell vom Burn-Out. So ziemlich jeder Berufstätige hat diesen Begriff zumindest schon gehört, kennt jemanden oder war vielleicht selbst einmal betroffen. Während früher vor allem die helfenden und lehrenden Berufe, wie Krankenschwestern, Lehrer, Ärzte und Therapeuten von einem Burn-Out betroffen waren, lassen sich heutzutage keine Unterscheidungen mehr treffen. Demnach tritt ein Burn-Out berufsübergreifend auf und kann somit jeden treffen.

Psychische Erkrankungen, zu denen auch ein Burn-Out zählt, kommen in der Pflegebranche überproportional häufig vor.[1] Circa 23 Tage im Jahr sind Deutschlands Pflegekräfte laut dem TK-Gesundheitsreport 2019 „Pflegefall Pflegebranche? So geht's Deutschlands Pflegekräften" nicht arbeitsfähig.[2] Im Alltag werden die Pflegenden mit immer wieder neuen beruflichen Herausforderungen konfrontiert. Sei es der Umgang mit provozierenden oder auch verängstigten als auch zum Teil aggressiven Patienten. Der Umgang mit Gefühlen bei Patientenschicksalen bei schweren Diagnosen, ebenso wie der Kontakt mit dem Tod. Auch Konflikte im Team, aufgrund von steigender Arbeitsverdichtung oder der aktuellen Covid-19-Pandemie stellen für einige Arbeitnehmer*innen eine weitere Schwierigkeit dar.[3]

---

[1] Vgl. https://www.mig.tu-berlin.de/fileadmin/a38331600/2011.publications/2011_zander_Pflegezeitschrift_Burnout.pdf, Zugriff am 14.06.2020

[2] Vgl. https://www.tk.de/resource/blob/2066542/2690efe8e801ae831e65fd251cc77223/gesundheitsreport-2019-data.pdf, Zugriff am 14.06.2020

[3] Vgl. https://www.tk.de/resource/blob/2066542/2690efe8e801ae831e65fd251cc77223/gesundheitsreport-2019-data.pdf, Zugriff am 14.06.2020

1.2   Problemdarstellung

Auf sich selber achten, physisch und psychisch gesundbleiben und am Arbeitsplatz Überforderung und Burn-Out vermeiden, nur so können die heutigen Arbeitsbelastungen dauerhaft bewältigt und bestenfalls vermieden werden. Für viele Pflegende ist die Gesundheit der Patienten entscheidender als die Eigene. Meist ist diese Berufsgruppe nicht nur körperlichen Beeinträchtigungen ausgesetzt, sondern wird mit täglich belastenden emotionalen Balanceakten konfrontiert. Auf lange Sicht führen diese Arbeitsbedingungen zur Überforderung, speziell bei engagierten und motivierten Fachkräften.[4] Dies besagen die im Vergleich mit anderen Branchen überproportional hohen krankheitsbedingten Ausfalltage. Ebenso auffällig ist die Zunahme psychosomatischer Erkrankungen bei den Beschäftigten in der Pflege.[5] Umso wichtiger ist es, die eigene Resilienz zu stärken und wertschätzend sowie achtsam für sich selbst zu sorgen.

---

[4] Vgl. *https://de.statista.com/statistik/daten/studie/239672/umfrage/berufsgruppen-mit-den-meisten-fehltagen-durch-burn-out-erkrankungen/, Zugriff am 13.06.2020*

[5] Vgl. *https://www.tk.de/resource/blob/2066542/2690efe8e801ae831e65fd251cc77223/gesundheitsreport-2019-data.pdf, Zugriff am 14.06.2020*

2 Resilienz als Widerstandskraft der Pflegekräfte

In diesem Kapitel wird zunächst der Begriff Resilienz definiert um im Anschluss die Relevanz des Resilienzkonzeptes für Mitarbeiter*innen im Gesundheitswesen darzulegen.

2.1 Definition des Begriffs Resilienz

Resilienz taucht in unterschiedlichen Bereichen auf. Die originäre Bedeutung des Begriffs „Resilienz" stammt aus der Physik und Materialkunde, damit wird das Charakteristikum eines Materials beschrieben, indem die anfängliche Form nach Außeneinflüssen wieder angenommen wird.[6] Im Englischen bedeutet Resilienz so viel wie Strapazierfähigkeit und Elastizität und ist auch im Alltagsgebrauch oft anzutreffen. Die psychologische Definition trifft den alltäglichen Umgang recht gut: „die Widerstandskraft von Individuen angesichts kritischer Lebensereignisse".[7] Laut psychologischer Fachliteratur kann Resilienz im Gesundheitswesen auch als Prozess, Ergebnis oder als dynamischer Zustand in Zeiten der Not verstanden werden.[8] Aus therapeutischer und beratender Sichtweise wird der Begriff wiederum folgenderweise verstanden: „Unter Resilienz wird die Fähigkeit von Menschen verstanden, Krisen im Lebenszyklus unter Rückgriff auf persönliche und sozial vermittelte Ressourcen zu meistern und als Anlass für Entwicklung zu nutzen".[9] Resilienz beschreibt des Weiteren auch die Fähigkeit Veränderungen hinsichtlich der technologischen Umbrüche, ebenso wie Personalmängel durchzustehen.[10] Der Resilienzforscher Rutter beschrieb Resilienz als ein Phänomen, dass manche Personen trotz ausgeprägter Belastungen und Risiken

---

[6] *Vgl.* Bengel, J. & Lyssenko, L. (2012). Resilienz und psychologische Resilienzfaktoren im Erwachsenenalter – Stand der Forschung zu psychologischen Resilienzfaktoren von Gesundheit im Erwachsenenalter. *Forschung und Praxis der Gesundheitsförderung, 43,* 6-106.

[7] *Vgl. https://lexikon.stangl.eu/593/resilienz/, Zugriff am 14.06.2020*

[8] *Vgl. https://lexikon.stangl.eu/593/resilienz/, Zugriff am 14.06.2020*

[9] *Vgl. https://lexikon.stangl.eu/593/resilienz/, Zugriff am 14.06.2020*

[10] *Vgl. https://www.wineme.uni-siegen.de/paper/2016/2016_reuterludwigpipek_kooperativeresilienz_gio.pdf, Zugriff am 14.06.2020*

gesund bleiben oder sich vergleichsweise leicht von Störungen erholen, während andere unter vergleichbaren Bedingungen besonders anfällig für Störungen und Krankheiten sind.[11]

Resilienz lässt sich in drei verschiedene Bewältigungsverläufe einordnen: Rekonfiguration, Regeneration und Stressresistenz. Erstere beschreibt die Veränderung der eigenen Verhalts-, oder Denkweise, nach kurzer Auseinandersetzung mit der Belastung.[12]

Regeneration ist eine weitere Ansicht der Resilienz. Zunächst spüren Betroffene die anfängliche Belastung und deren Auswirkungen, doch sie erholen sich schnell und könnten ihren Alltag ohne Probleme wieder nachgehen.[13] Die dritte und letzte Ansichtsweise ist die Stressresistenz. Diese beschreibt, dass Personen trotz einer Stressorenkonfrontation psychisch weiterhin stabil bleiben und keine Reaktion zeigen.[14] Vergleichbar mit einem guten Immunsystem und der Abwehr gegenüber Krankheitserregern.[15]

2.2   Resilienzforschung

Resilienzforschung ist eine relativ junge und sich stetig entwickelnde Forschungsdisziplin. Erst seit den 50er-Jahren existiert der Begriff der Resilienzforschung in der Psychologie.[16] In den letzten 70 Jahren wurde beispielsweise herausgefunden, dass man die Fähigkeit eines Menschen, Resilienz zu sein erlernen und

---

[11] Vgl. Schumacher, J., Leppert, K., Gunzelmann, T., Strauß, B. & Brähler, E. (2005). Die Resilienzskala–Ein Fragebogen zur Erfassung der psychischen Widerstandsfähigkeit als Personmerkmal. *Zeitschrift für klinische Psychologie, Psychiatrie und Psychotheapie,53*(1), 16-39.

[12] Vgl. *https://www.thieme-connect.de/products/ejournals/pdf/10.1055/a-0594-7365.pdf, Zugriff am 17.06.2020*

[13] Vgl. *https://www.thieme-connect.de/products/ejournals/pdf/10.1055/a-0594-7365.pdf, Zugriff am 17.06.2020*

[14] Vgl. *https://www.thieme-connect.de/products/ejournals/pdf/10.1055/a-0594-7365.pdf, Zugriff am 17.06.2020*

[15] Vgl. Bonanno, G. (2005). Clarifying and extending the construct of adult resilience. *American Psychologist 60*, 265–267.

[16] Vgl. *https://entwicklung-der-persoenlichkeit.de/resilienzforschung, Zugriff am 02.07.2020*

fördern kann.[17] Stark geprägt durch das familiäre Umfeld oder vergleichbare Strukturen. Zum Beispiel wenn viele gemeinsame Rituale, Werte und Normen bestehen. Dadurch erhält der betroffene Mensch die Chance darin geschult zu werden und für sich selbst, ebenso wie für andere Personen Verantwortung zu tragen.[18]

Die bisherige Forschung ergab, dass gerade Kinder, die unter ökonomisch schlechten Bedingungen aufwachsen, ein erhöhtes Maß an Resilienz aufweisen. Zurückzuführen ist dies darauf, dass frühste frustrierende Erlebnisse und Ausgrenzungserfahrungen, wie zum Beispiel in der Schule, den Wunsch fördern, zukünftig selber ein besseres Leben zu führen.[19]

Weiter ergaben die Untersuchungen, dass bestimmte Faktoren, wie z.B. das Geschlecht, die Resilienz eines Menschen erheblich mitbestimmen.[20] So sind Mädchen offenbar öfter resilient als Jungen. Neben dem Geschlecht ist ein weiterer Faktor für die Resilienz ausschlaggebend, die Intelligenz. Es ist nachgewiesen, dass intelligente Kinder Frustrationen aufgrund der Reflexion eigener Gefühle, Handlungen und Bedürfnisse besser kompensieren.[21] Dies könnte auch die Erklärung dafür sein, dass resiliente Menschen disziplinierter eingestellt sind, was ihnen ermöglicht empathischer zu sein und ihre Gefühle offen zu äußern.[22] Laut den bekannten Resilienzwissenschaftlern, wie Glen Elder und Emmy Werner, fließen jedoch auch das Bildungsmilieu, die religiöse Verwurzelung und die genetischen Anlagen mit ein.[23]

---

[17] Vgl. https://entwicklung-der-persoenlichkeit.de/resilienzforschung, Zugriff am 02.07.2020

[18] Vgl. https://entwicklung-der-persoenlichkeit.de/resilienzforschung, Zugriff am 02.07.2020

[19] Vgl. https://entwicklung-der-persoenlichkeit.de/resilienzforschung, Zugriff am 02.07.2020

[20] Vgl. https://entwicklung-der-persoenlichkeit.de/resilienzforschung, Zugriff am 02.07.2020

[21] Vgl. https://entwicklung-der-persoenlichkeit.de/resilienzforschung, Zugriff am 02.07.2020

[22] Vgl. https://entwicklung-der-persoenlichkeit.de/resilienzforschung, Zugriff am 02.07.2020

[23] Vgl. https://entwicklung-der-persoenlichkeit.de/resilienzforschung, Zugriff am 02.07.2020

Auch auf das Selbstbewusstsein kann die Resilienz förderlich wirken. Was vor allem darauf zurückzuführen ist, dass Resilienz dazu führt, die eigenen Erfahrungen, Kenntnisse und Fähigkeiten selbst einschätzen zu können. Darüber hinaus sind resiliente Personen flexibel in ihrem Denken und Handeln, was sie befähigt sich ständig auf neue Sachverhalte einzustellen und somit die eigenen Ressourcen immer wieder zu optimieren.[24]

2.3 Anwendung des Resilienzkonzepts

War die Resilienzforschung anfangs auf Kinder und Jugendliche fokussiert, ist das Konzept heutzutage auch auf Erwachsene anzuwenden. Im Militärdienst, bei Personenschützern und Mitarbeiter*innen im Notdienst wird das Resilienzkonzept bereits angewandt.[25] Im Mittelpunkt steht die Frage, wie Menschen geschult werden, um sowohl als Individuum, als auch im Team erfolgreich mit schwierigen Situationen umzugehen und daran zu wachsen.[26]

Besonders hervorzuheben ist der Aspekt der Resilienz deshalb, weil sie einem verdeutlicht, dass aus Unglück potenziell Gutes und Erfolg resultieren kann.[27] Schließlich hat Jede*r die Möglichkeit, selber Einfluss auf sein Leben zu nehmen und die Fähigkeiten zu erlernen sein Leben nach seinen Vorstellungen zu gestalten. Egal wie widrig die Umstände sind.[28] Aus diesem Grund, haben Resilienzprogramme die Möglichkeit, die

---

[24] Vgl. *https://entwicklung-der-persoenlichkeit.de/resilienzforschung*, *Zugriff am 02.07.2020*

[25] Vgl. *https://www.gesundheitsdienstportal.de/files/Resilienz-Schlussbericht-Februar-2014.pdf*, *Zugriff am 05.07.2020*

[26] Vgl. *https://www.bmvg.de/resource/blob/26544/9ceddf6df2f48ca87aa0e3ce2826348d/20180731-konzeption-der-bundeswehr-data.pdf*, *Zugriff am 05.07.2020*

[27] Vgl. *https://www.gesundheitsdienstportal.de/files/Resilienz-Schlussbericht-Februar-2014.pdf*, *Zugriff am 05.07.2020*

[28] Vgl. *https://www.gesundheitsdienstportal.de/files/Resilienz-Schlussbericht-Februar-2014.pdf*, *Zugriff am 05.07.2020*

mentale Gesundheit und das psychische Wohlbefinden eines Individuums oder Teams zu stärken.[29]

2.4 Fördernde Faktoren für den Aufbau von Resilienz

In der Resilienzforschung geht es vor allem darum, zu identifizieren, welche Faktoren oder Einflüsse die Widerstandsfähigkeit eins Individuums fördern oder verhindern. Dabei ist es egal, ob der Stress Eustress (positiver) oder Distress (langfristig, chronisch) ist. In beiden Fällen spulen wir in Stresssituationen Bekanntes ab, egal, ob es sinnvoll ist oder nicht. Die Gefahr liegt dabei, in einen Teufelskreislauf zu geraten, denn in belastenden Situationen fehlen den Menschen meist die Ressourcen in alternativen Strategien zu denken.[30] Um einer Erschöpfungsspirale entgegenzuwirken, muss sich bewusst mit automatisierte Reaktionsschemata auseinandergesetzt und diese durchbrochen werden. Ein essenzieller Lösungsansatz ist, eine resiliente, also flexible und situationsangemessene Haltung einzunehmen. So ist es möglich selbst gesund zu bleiben oder zu werden. Anhand der Sieben Säulen der Resilienz wird verdeutlicht welche Faktoren notwendig sind, um ein passendes Gleichgewicht zu erreichen.[31] Zu den Resilienzhandlungen gehören Optimismus, Akzeptanz und die Lösungsorientierung.[32] Das erste Instrument ist der Optimismus. Betroffene müssen verstehen, dass Krisen meist zeitlich begrenzt sind, egal wie schlimm sie auch erscheinen. Weiter lässt sich aus jeder Krise etwas Positives für die Zukunft gestalten. Optimismus wird von resilienten Personen gezielt eingesetzt, um die eigenen Ressourcen effektiv und zielgenau zu nutzen.[33] Die zweite Säule Akzeptanz wird als Vorstufe zur Bewältigung der Krise

---

[29] Vgl. *http://www.resilienz-freiburg.de/index.php/was-ist-resilienz/resilienzfaktoren*, Zugriff am 05.07.2020

[30] Vgl. *https://www.thieme-connect.de/products/ejournals/pdf/10.1055/a-0594-7365.pdf*, Zugriff am 22.06.2020

[31] Vgl. *https://entwicklung-der-persoenlichkeit.de/resilienzfaktoren-die-sieben-saeulen-der-resilenz*, Zugriff am 30.06.2020

[32] Vgl. *https://entwicklung-der-persoenlichkeit.de/resilienzfaktoren-die-sieben-saeulen-der-resilenz*, Zugriff am 30.06.2020

[33] Vgl. *https://entwicklung-der-persoenlichkeit.de/resilienzfaktoren-die-sieben-saeulen-der-resilenz*, Zugriff am 30.06.2020

verstanden. Lediglich wenn die Krise erkannt und akzeptiert wird, kann diese bewältigt und verarbeitet werden.[34] Im nächsten Schritt geht es darum, nach einer Lösung zu suchen. Für die Lösungsorientierung ist die persönliche Einstellung maßgebend. Bestimmend ist dabei, welche Erwartungen Betroffene an ihre Zukunft haben und wie diese Ziele erreicht werden.[35]

Zu den vier Handlungsstrategien zählen das Verlassen der Opferrolle, Beziehungen gestalten, die Verantwortung übernehmen und abschließend die Zukunft gestalten.[36] Das Verlassen der Opferrolle meint, dass resiliente Menschen die Fähigkeit haben, die Aufmerksamkeit nicht nur alleine auf andere Personen oder Umstände richten zu können, sondern auf sich selbst. Sie setzen sich aktiv mit konkreten Situationen auseinander und überarbeiten sie zu ihren Gunsten.[37] Personen ohne stark ausgeprägtes Selbstbewusstsein und Selbstvertrauen müssen diese mentale Stärke oft erst erlernen.[38]

Die fünfte Säule Verantwortung übernehmen, signalisiert dass man Verantwortung für das eigene Leben übernehmen muss. Hierzu gehört aber auch, dass die Konsequenzen für das eigene Handeln übernommen werden. Die nächste Säule Beziehungen gestalten kommt hier unterstützend zu tragen. Resiliente Menschen befinden sich oft in einem stabilen Netzwerk mit Kontakten, die ihnen zuhören und bei unterschiedlichsten Problemen helfend zur Seite stehen.[39] Die letzte Säule Zukunft gestalten, setzt voraus, dass Menschen erkennen, dass sie eine Wahlmöglichkeit haben. Plant man die Zukunft entsprechend der eigenen Möglichkeiten, bleibt sie beherrschbar und große Gefährdungen können meist selbstständig bewältigt werden.[40]

---

[34] Vgl. *https://entwicklung-der-persoenlichkeit.de/resilienzfaktoren-die-sieben-saeulen-der-resilenz*, Zugriff am 30.06.2020

[35] Vgl. *https://entwicklung-der-persoenlichkeit.de/resilienzfaktoren-die-sieben-saeulen-der-resilenz*, Zugriff am 30.06.2020

[36] Vgl. *https://entwicklung-der-persoenlichkeit.de/resilienzfaktoren-die-sieben-saeulen-der-resilenz*, Zugriff am 30.06.2020

[37] Vgl. *https://entwicklung-der-persoenlichkeit.de/resilienzfaktoren-die-sieben-saeulen-der-resilenz*, Zugriff am 30.06.2020

[38] Vgl. *https://entwicklung-der-persoenlichkeit.de/resilienzfaktoren-die-sieben-saeulen-der-resilenz*, Zugriff am 30.06.2020

[39] Vgl. *https://entwicklung-der-persoenlichkeit.de/resilienzfaktoren-die-sieben-saeulen-der-resilenz*, Zugriff am 30.06.2020

[40] Vgl. *https://entwicklung-der-persoenlichkeit.de/resilienzfaktoren-die-sieben-saeulen-der-resilenz*, Zugriff am 30.06.2020

Alle sieben Säulen sind für eine ausgeglichene Entwicklung gleichbedeutsam und müssen oft in einem bewussten Lernprozess antrainiert werden.

2.5 Relevanz des Resilienzkonzept für Mitarbeiter*innen im Gesundheitswesen

Angesichts der hinlänglich bekannten Belastungen im klinischen Alltag und der Herausforderungen, die die alternde Bevölkerung und die Zunahme psychischer Krankheiten an das Gesundheitswesen stellen, kann Wissen um das Resilienzkonzept essenziell für Beschäftigte im Gesundheitswesen werden.

Mehrere Studien belegen, dass eine hohe Resilienz positive Effekte im Beruf aufweist. In vielen Branchen lässt sich verzeichnen, dass je höher die Resilienz der Mitarbeiter*innen ist, desto geringer der wahrgenommene Arbeitsdruck und die physischen und psychologischen Symptome. Arbeitsleistung, sowie die Arbeitszufriedenheit steigen in einem Resilienz geführten Unternehmen. Dies trifft auch auf Pflegekräfte in Krankenhäusern mit einem hohen Resilienzlevel zu.[41] Diese Mitarbeitergruppe besitzt eine geringere Absicht den Betrieb zu verlassen, als Pflegekräfte mit niedrigem Resilienzlevel.[42] Darüber hinaus weisen resiliente Mitarbeiter*innen auf Intensivstationen und in onkologischen Abteilungen weniger Ängste, Stress und Depressionen auf.[43] Dies zeigt, dass es für Pflegekräfte essenziell ist, ein hohes Resilienzlevel zu besitzen und somit einen besseren Gesundheitsstatuts zu erreichen. Ein weiterer Aspekt für die Relevanz eines Resilienzförderprogramms im Krankenhaus ist, dass die Mitarbeiter*innen gerne im Beruf bleiben, was angesichts der Personalnot

---

[41] Vgl. https://www.aerzteblatt.de/archiv/208504/Personalentwicklung-Resilienz-Kompetenz-fuer-den-Klinikalltag, Zugriff am 17.06.2020

[42] Vgl. https://www.aerzteblatt.de/archiv/208504/Personalentwicklung-Resilienz-Kompetenz-fuer-den-Klinikalltag, Zugriff am 17.06.2020

[43] Vgl. https://www.aerzteblatt.de/archiv/208504/Personalentwicklung-Resilienz-Kompetenz-fuer-den-Klinikalltag, Zugriff am 17.06.2020

deutscher Kliniken bedeutend ist.[44] 17000 Pflegestellen waren im Dezember 2019 unbesetzt, Tendenz steigend.[45] Dabei ergab 2012 eine Studie der deutschen Bundesanstalt für Arbeitsschutz und Arbeitsmedizin, dass die Gesundheitsberufe weltweit in nahezu allen Anforderungsmerkmalen zu den Professionen mit der größten Belastung zählen.[46] Dieser Ergebnisse der baua gelten bis heute.

Für das Gesundheitswesen bedeutet die Resilienz, dass Menschen einerseits von sich aus bestimmten Eigenschaften mitbringen, die es ihnen ermöglichen in schwierigen Situationen gesund zu bleiben und zum anderen, dass es idealerweise gelingen kann, diese Eigenschaften zu erwerben bzw. sich anzuzeigen. Schließlich befinden sich die Mitarbeiter*innen im Gesundheitssektor (Pflegende, Ärzte, andere therapeutische Heilberufe) steht auf einer emotionalen Gratwanderung zwischen Empathie und traumatisierenden Patientenschicksalen. Gleichzeitig wird von ihnen gefordert, dass sie eine professionelle Distanz bewahren.[47] Hinzu kommen tägliche affektive Situationen in der Kommunikation. Aggressionen und emotionale Überforderungen seitens der Angehörigen und Patienten stellen für viele Pflegenden eine weitere empfindsame Hürde dar. Die Forderungen im Gesundheitswesen seitens der Politik und der hausinternen Organisation, stellen eine weitere Schwierigkeit dar. Durch verkürzte Liegezeiten der Patienten steigt auch der Aufwand einer adäquaten zeitnahen Dokumentation. Immer mehr Arbeit muss in einem kleinem Zeitfenster stattfinden, jedoch ohne aller notwendigen personalen Ressourcen. Aus diesem Grund ist es wünschenswert, optimale Arbeitsbedingungen zu schaffen. Natürlich ist es im klinischen Alltag nicht möglich, alle Stressfaktoren zu eliminieren. Daher sollte es bei der Optimierung des Arbeitsfeldes darum gehen, zu erkennen, welche Situationen Stress beim Einzelnen auslösen, welche Faktoren von außen beeinflussbar sind und welche nicht verhindert werden können.

---

[44] Vgl. *https://www.aerzteblatt.de/nachrichten/108418/Personalnot-in-Krankenhaeusern-nimmt-weiter-zu*, Zugriff am 17.06.2020

[45] Vgl. *https://www.aerzteblatt.de/nachrichten/108418/Personalnot-in-Krankenhaeusern-nimmt-weiter-zu*, Zugriff am 17.06.2020

[46] Vgl. *https://www.baua.de/DE/Angebote/Publikationen/Berichte/Gd68.html*, Zugriff am 17.06.2020

[47] Vgl. Vgl. *https://www.tk.de/resource/blob/2066542/2690efe8e801ae831e65fd251cc77223/gesundheitsreport-2019-data.pdf*, Zugriff am 05.07.2020

Schließlich führt eine dauerhafte Belastung am Arbeitsplatz, zu einem steigenden gesundheitsschädlichen Risiko, wie zum Beispiel Burn-Out.[48] Ein gesunder Umgang mit den nicht abzuwendenden Faktoren, kann durch Resilienzschulungen vermittelt werden und lässt das Risiko für posttraumatische Belastungsstörungen und Burn-Out sinken.[49]

3 Resilienzförderprogramm

Menschen mit resilienten Eigenschaften, schaffen es, widrigen Situationen Stand zu halten. Bedingt durch ihre mentale Fähigkeit, die mit psychischer Widerstandsfähigkeit übersetzt werden kann. Nicht jede Person besitzt diese mentale Stärke. Deshalb verfolgt das Projekt mehrere Ziele. Zum einen sollen arbeitsplatzbezogene Belastungen erhoben werden, um daraus im zweiten Schritt ein Trainingsprogramm zu erarbeiten, welches die Mitarbeiter*innen der Kliniken im beruflichen Alltag befähigt, besser mit Belastungen umzugehen. Auf lange Sicht können so das Wohlbefinden und die Leistungsfähigkeit erhalten bleiben.

3.1 Methodisches Vorgehen zur Entwicklung des Resilienzförderprogramm

Zur Erhebung der Belastungs- und Resilienzfaktoren wird vorab ein qualitatives Forschungsdesign gewählt. Es werden 6 Fokusgruppeninterviews in zwei Kölner Kliniken durchgeführt. Hierbei handelt es sich um vier Intensivstationen und zwei Notfallambulanzen der Stadt. Mittels eines Aufnahmegerätes werden die Interviews elektronisch aufgezeichnet und anschließend transkribiert. Anschließend werde die Ergebnisse inhaltsanalytisch ausgewertet, mit dem Ziel Wünsche und Bedürfnisse herauszufiltern sowie zu analysieren und diese darzulegen.

Den Teams der High-Care-Stationen wird ein unverbindliches und kostenloses Angebot zur Teilnahme am Resilienzförderprogramm unterbreitet. Im Anschluss wird ein

---

[48] Vgl. Vgl. *https://www.tk.de/resource/blob/2066542/2690efe8e801ae831e65fd251cc77223/gesundheitsreport-2019-data.pdf*, Zugriff am 05.07.2020

[49] Vgl. *https://unipub.uni-graz.at/obvugrhs/download/pdf/224209?originalFilename=true*, Zugriff am 05.07.2020

erfahrener Moderator bestimmt, der das Resilienzförderprogramm mit sicherer Hand leiten kann. Eine gute und flexible Leitung kann auf Eventualitäten schnell reagieren und sorgt dafür, dass der Workshop nicht in eine ungewollte Richtung verläuft.

3.2   Ziel des Resilienzförderprogramm

Um im beruflichen Kontext die Resilienz der Mitarbeiter*innen zu fördern und zu stärken, gilt es im zu Vorfeld zu erkennen, wo arbeitsplatzbezogene Belastungen und fehlende Ressourcen vorliegen. Diese Ergebnisse zur Bestandsaufnahme der Belastungen am Arbeitsplatz und dessen Auswirkungen auf den Einzelnen, als auf das Team, werden durch die Befragungen der Mitarbeiter*innen ermittelt. Für viele Mitarbeiter*innen sorgt das Zusammenspiel von körperlichen, emotionalen und psychisch fordernden, ebenso wie strapazierenden Aufgaben zu einer täglichen Belastungsprobe im Beruf.[50]

Die Belastungen im Arbeitsalltag äußern sich auf vielfache Weise. Kurzfristige Belastung führen vorwiegend zu emotionalen Reaktionen. Ärger, Ungeduld, Wut und das Gefühl genervt zu sein, werden oft von Mitarbeitenden genannt.[51] Langfristig führen diese Emotionen zu psychischen Symptomen wie Frustration, Unzufriedenheit im Job, Motivationsverlust von Freizeitaktivitäten und somit auch zu sozialen Rückzug im Freundeskreis.[52] Körperliche Symptome äußern sich durch Schlafstörungen, Rückenschmerzen oder auch Magen-Darm-Beschwerden.[53] Aber nicht nur auf das Individuum kann die jobbedingte Belastung Auswirkungen haben, sondern auch auf das Team. Oft wird von einem veränderten Umgang miteinander berichtet. Dabei kann es sowohl zu negativen Aspekten kommen wie beispielsweise einem rauen Umgangston, als

---

[50] Vgl. *https://www.gesundheitsdienstportal.de/files/Resilienz-Schlussbericht-Februar-2014.pdf*, Zugriff am 01.07.2020

[51] Vgl. *https://www.tk.de/resource/blob/2066542/2690efe8e801ae831e65fd251cc77223/gesundheitsreport-2019-data.pdf*, Zugriff am 01.07.2020

[52] Vgl. *https://www.tk.de/resource/blob/2066542/2690efe8e801ae831e65fd251cc77223/gesundheitsreport-2019-data.pdf*, Zugriff am 01.07.2020

[53] Vgl. *https://www.psychische-gesundheit-donaueschingen.de/de/krankheitsbilder/akutpsychosomatische-schwerpunkte/seelische-belastungssituation/*, Zugriff am 01.07.2020

auch zu einem verbesserten Teamzusammenhalt.[54] Kommt es über längere Zeit zu großen Belastungen, kann dies zu einem erhöhtem Krankenstand und abfallender Pflegequalität führen.[55] Weiter sollen die Wünsche und Bedürfnisse der Mitarbeitenden berücksichtigt werden. Viele Mitarbeiter*innen geben an, dass sie sich mehr Anerkennung und Wertschätzung am Arbeitsplatz wünschen.[56] Oft fehlt ihnen diese Form des Respekts seitens Patienten, Arbeitgeber oder anderer Berufsgruppen.[57] Besonders auffällig wird dies in der aktuellen Corona-Krise. Zunächst anfangs weltweit täglich für die Pflegekräfte applaudiert, steigende Löhne gefordert und die Pflegekräfte als Helden der Nation gefeiert. Zusammen mit den fallenden Infektionszahlen, verhallte auch der Applaus und die Wertschätzung sank.[58] Das Pflegepersonal mag nicht als Superheld angesehen werden, aber sie fordern, dass sie gehört werden und selbst gesund, sowie mental und körperlich leistungsfähig bleiben. Deshalb muss jetzt eine situationsangepasste Zukunftsplanung beginnen, um der drohenden Überlastung des Pflegepersonals vorzubeugen. Um der mentalen Überlastung entgegenzuwirken, kann das Resilienzförderprogramm unterstützen.[59]

3.3 Aufbau des Resilienzförderprogramm

Methodisch und Didaktisch werden verschiedene Lehr- und Lernformen angewendet. Neben grundlegenden Informationen zum Thema Resilienz und Bewältigung von

---

[54] Vgl. *https://www.gesundheitsdienstportal.de/files/Resilienz-Schlussbericht-Februar-2014.pdf, Zugriff am 01.07.2020*

[55] Vgl. *https://www.tk.de/resource/blob/2066542/2690efe8e801ae831e65fd251cc77223/gesundheitsreport-2019-data.pdf, Zugriff am 01.07.2020*

[56] Vgl. *https://link.springer.com/article/10.1007/s00092-016-1276-6, Zugriff am 04.07.2020*

[57] Vgl. *https://link.springer.com/article/10.1007/s00092-016-1276-6, Zugriff am 04.07.2020*

[58] Vgl. *https://bnn.de/lokales/karlsruhe/der-applaus-ist-verhallt-wie-es-den-corona-alltagshelden-heute-geht, Zugriff am 04.07.2020*

[59] Vgl. *https://www.juve.de/nachrichten/namenundnachrichten/2020/06/resilienz-co-fuer-die-mentale-gesundheit-kann-die-krise-auch-viel-gutes-haben, Zugriff am 04.07.2020*

Arbeitsbelastungen wird in erster Linie auf die Erfahrung der Teilnehmer eingegangen. Zentral ist die Absicht zur Selbstreflexion über die eigenen Resilienzanteile anzuregen, aber auch Möglichkeiten, die Resilienz noch weiter auszubauen. Es ist wünschenswert, wenn der Austausch über persönliche Themen, der Auswirkung von Arbeitsbelastungen dessen Selbstwahrnehmung sowie der Umgangsweise damit stattfindet. Es ist wichtig zu erkennen, welche Situationen für einen stressig und belastend sind, zudem muss verstanden werden, wie man selbst aus einer solchen Situation raus kommt.[60]

3.4 Einführung des Resilienzförderprogramm

Dem Wunsch der Kliniken, das Resilienzförderprogramm an einem Tag, in einem 8-stündigen Rahmen in den Schulungsräumen der Krankenhäuser durchzuführen wird nachgegangen. Auf Basis der durchgeführten Interviews und der vorhandenen Literatur wurde ein Trainingsprogramm entwickelt, welches auf die Stärken der Resilienz der Mitarbeitenden zielt. Kognitionen, Wahrnehmung und Problemlösemechanismen nehmen, neben der Arbeitsbelastung einen großen Stellenwert ein. Es wird die Frage gestellt, was der Arbeitgeber zur Stützung der eigenen mentalen Gesundheit beitragen kann. Neben arbeitsbezogenen Themen, werde auch persönliche Thematiken und dessen Umgang angesprochen. Die Themenpalette reicht von Auswirkungen auf die Partnerschaft bis hin zur sozialen Isolation und Einsamkeit.[61]

3.5 Inhalt und Ablaufplan des Workshop-Tages

Nach einer anfänglichen Begrüßung und Vorstellung des Kursleiters, sowie aller Kursteilnehmer*innen, wird die Hörerschaft in das Konzept der Resilienz eingeführt. Die Interessierten lernen den Grundgedanken der Resilienz kennen und erfahren etwas über den aktuellen Forschungsstand sowie die Wirkung auf die positive Psychologie.[62] Um

---

[60] Vgl. https://www.juve.de/nachrichten/namenundnachrichten/2020/06/resilienz-co-fuer-die-mentale-gesundheit-kann-die-krise-auch-viel-gutes-haben, Zugriff am 04.07.2020

[61] Vgl. https://www.tk.de/resource/blob/2066542/2690efe8e801ae831e65fd251cc77223/gesundheitsreport-2019-data.pdf, Zugriff am 01.07.2020

[62] Vgl. https://www.wineme.uni-siegen.de/paper/2016/2016_reuterludwigpipek_kooperativeresilienz_gio.pdf, Zugriff am 05.07.2020

Resilienz zu verstehen, sollen die Teilnehmer*innen sich in folgenden Punkten selbst reflektieren: Wann sind sie wütend? Wie bauen sie in sozialen Beziehungen Vertrauen auf? Wie findet man ein geeignetes Belastungsniveau, um Stresssituationen zu umgehen? Anschließend sollen die Kursteilnehmer ihre eigene Person widerspiegeln, wie sind sie und wie wollen sie eigentlich sein?

Darauf aufbauend werden Übungen zur Selbstbeobachtung angeboten. Durch diese Übungen soll herauskristallisiert werden, wie man Überlastung überhaupt wahrnimmt und vor Außenstehenden merkt, dass man überlastet ist. Ziel ist es vor allen anderen herauszufinden, wann man selber überfordert ist und welche Folgen dies für einen hat.

Darauf aufbauend finden Übungen zum Umgang mit Stress und Belastungen statt. Die Mitarbeiter*innen sollen drei konkrete Situationen benennen, die bei ihnen Stress auslösen. Wichtig ist die Frage, warum sie diese Situationen als negativ ansehen. Daraufhin wird ein Perspektivenwechsel hergestellt, was geschieht, wenn Teilnehmer*innen die Situation nur wahrnehmen und nicht bewerten? Verändert sich etwas an der neuen Betrachtungsweise? Hat der neue Blickwinkel Folgen auf das Stresserleben?

Um eine Ruhephase für die Teilnehmer*innen zu ermöglichen, findet auf die vorherigen Module aufbauend eine Präsentation seitens des Moderators statt. Anhand einer dargestellten Situation soll einem der Umgang mit Denkfallen und den daraus resultierenden Folgen präsentiert werden. Folgendes Beispiel wird wiedergegeben: „Sie haben ihren ersten Tag auf einer neuen Station. Schon im Vorfeld haben Sie gehört, dass das Team schwierig gegenüber neuen Kollegen sei. Bereits vor Dienstbeginn geraten sie wegen der Parkplatzsuche in Stress, weshalb sie erst kurz vor der Übergabe die Station betreten. Auf der Station sind alle schwer beschäftigt, Sie werden freundlich, aber zurückhaltend begrüßt. Leider ist die Kollegin, die Sie an ihrem ersten Arbeitstag zur Einarbeitung mitnehmen soll, krankheitsbedingt ausgefallen. Sie bekommen mit, wie man im Kollegenkreis diskutiert, wer Sie heute mitnimmt. Die Entscheidung fällt auf die frischexaminierte Schwester Leonie, welche der Entscheidung mit „Na super" entgegnet."

In einem kurzen Feedback sollen die Kursteilnehmer*innen erläutern, wie Sie auf diese Situation reagieren, denn man kann schnell in eine Denkfalle geraten, Jedoch lässt sich die oben genannte Situation nicht noch pessimistisch bewerten, sondern auch optimistisch. Menschen ohne Resilienz gerade schnell in eine negative Einstellung und verallgemeinern ihre Annahme. Deshalb gilt die Einstellung zu gewissen Verhaltensweisen und Erfahrungen als zentraler Ansatzpunkt für Interventionen. Die Menschen geraten oft in eine Übergeneralisierung und Schließen von einem Ereignis auf alles andere oder Übertreiben sogar in ihren Sichtweisen.

Menschen im Gesundheitssektor geben oft an, dass es in ihrem sozialen Umfeld oft zu Rückzug kommt, um dem entgegenzuwirken werden Übungen zum Pflegen von Beziehungen angeboten. Anderen Menschen zu sagen, was man an ihnen schätzt fällt einem meist schwer. Umso schöner ist die positive Resonanz, wenn man jemanden sagen kann, welche Aspekte man am Gegenüber besonders wertschätzt, sei es die Unterstützung im privaten Bereich oder auch die Hilfestellung auf der Arbeit.[63]

Viele Mitarbeiter*innen benennen immer wieder die fehlende Unterstützung vonseiten der Arbeitgeber. Dass die Überlastung im Gesundheitssektor kein Geheimnis mehr ist, sollte spätestens seit der Covid-19-Pandemie jedem bewusst sein. Gerade deshalb ist es von enormer Relevanz, dass die Krankenhäuser und die Gesundheitspolitik zur Verbesserung der Arbeitsbedingungen beitragen. Arbeitnehmer und Arbeitgeber haben nun die Möglichkeit Verbesserungsvorschläge zu einem optimierten Arbeitsablauf und Gestaltung des Arbeitsplatzes zu benennen. Dabei muss konkret auf die Wünsche und Bedürfnisse der Pflegenden eingegangen werden, ohne die Mitarbeiter*innen kann keine gesicherte Behandlung in der Klinik stattfinden.[64]

Eine weitere Schwierigkeit stellt der Umgang mit Patienten und Angehörigen dar. Oft erweist sich der Umgang als herausfordernd. In Trainings können die Workshopteilnehmer*innen erlernen, wie sie fordernden Patienten, Angehörigen oder auch Kollegen begegnen und eine zielführende Kommunikation gestalten. Wichtig ist

---

[63] Vgl. https://www.gesundheitsdienstportal.de/files/Resilienz-Schlussbericht-Februar-2014.pdf, Zugriff am 01.07.2020

[64] Vgl. https://www.gesundheitsdienstportal.de/files/Resilienz-Schlussbericht-Februar-2014.pdf, Zugriff am 01.07.2020

auch die Frage, welche Form der Unterstützung sich die Mitarbeiter*innen im Umgang mit fordernden Mitmenschen.[65]

Am Ende des Workshoptages stehen Übungen zur körperlichen Gesundheit und dem Freizeitverhalten an. Die Kursteilnehmer sollen sich Gedanken darüber machen, wie viel Zeit sie sich bewusst für körperliche Aktivitäten in der Woche einplanen, ob ihr Schlafverhalten ausreichend ist und welche Möglichkeiten ihnen zur Verfügung stehen, um dies zu optimieren. Bewusst Zeit für sich alleine oder Freunde einzuplanen ist essenziell für die mentale Gesundheit.

Beendet wird der Tag mit einer schriftlichen Reflexion aller Teilnehmer*innen. Die Teilnehmer*innen sollen ihre Gefühle über den Tag beschreiben.

3.6 Herausforderung

Zu den Herausforderungen unserer Zeit und des Projekts, zählt die COVID-19 Pandemie. Die Mitarbeiter der Intensivstationen und der Notfallambulanzen stehen im engen Patientenkontakt. Laut Robert-Koch-Institut stellen die Mitarbeiter*innen im Gesundheitswesen eine große Erkrankungsgruppe dar und zählen somit zu den gefährdeten Personengruppen.[66] Zudem ist es schwer die aktuell bestehenden Abstandsregeln in begrenzten Räumlichkeiten umzusetzen.[67] Daher besteht die Überlegung zur Durchführung eines Onlinekurses. Entweder in Form eines Webinars oder indem einzelne Videos auf einer Plattform hochgeladen werden und die Mitarbeiter ein Selbstcoaching praktizieren.

Für die mentale Gesundheit wird die Krise langfristig sicher auch viel Gutes haben. Jetzt ist die Zeit, sich neue und gesunde Routinen anzueignen.[68]

---

[65] Vgl. https://www.gesundheitsdienstportal.de/files/Resilienz-Schlussbericht-Februar-2014.pdf, Zugriff am 01.07.2020

[66] Vgl. https://www.rki.de/DE/Content/InfAZ/N/Neuartiges_Coronavirus/Situationsberichte/2020-06-20-de.pdf?__blob=publicationFile, Zugriff am 02.07.2020

[67] Vgl. https://www.land.nrw/de/wichtige-fragen-und-antworten-zum-corona-virus, Zugriff am 02.07.2020

[68] Vgl. https://www.juve.de/nachrichten/namenundnachrichten/2020/06/resilienz-co-fuer-die-mentale-gesundheit-kann-die-krise-auch-viel-gutes-haben, Zugriff am 04.07.2020

3.7 Evaluation

Nachdem bereits am Projekttag ein Fragebogen zur Reflexion schriftlich ausgefüllt wurde, bekommen die Teilnehmer*innen zwei Monate später einen erneuten Reflexionsbogen zugesandt. Darin werden sie befragt, was sie aus dem Projekttag mitnehmen und wie sie Gelerntes in ihrem Alltag integrieren und umsetzten konnten. Nach Rücksendung aller Fragebögen werde diese vom Projektteam ausgewertet und die Kliniken erhalten eine Rückmeldung über die Ergebnisse. Für das Projektteam ist die Auswertung natürlich auch entscheidend, um das Konzept ggf. weiter auszubauen und zu optimieren, damit es im Klinikalltag implementiert werden kann.

4 Fazit

Zusammenfassend lässt sich sagen, dass die Anpassungsfähigkeit, die Belastbarkeit, die Intelligenz und die Auffassungsgabe resilienter Menschen dazu führt, dass ein gesteigertes Selbstvertrauen entsteht und sich dadurch die Personen ihres eigenen Wertes bewusst sind.

Oft führen Belastungen am Arbeitsplatz bei Arbeitnehmer*innen zu negativen körperlichen oder psychischen Auswirkungen und Zweifeln an der Berufswahl. Aktiv werden bestehende Ressourcen genutzt, um mit den Belastungen des Arbeitsalltags umzugehen. Jedoch besteht großes Potenzial, die Ressourcen der Arbeitnehmer*innen zu erweitern und ihnen somit die Möglichkeit zu eröffnen, konstruktiv mit dem Arbeitsstress umzugehen. Folglich wären die Menschen länger gesund und könnten leistungsfähig ihrer Arbeit nach gehen. Auch die Kliniken hätten einen Nutzen von gesundem, leistungsfähigem Mitarbeiter*innen. Und können als Betrieb aufmerksamer und flexibler auf Rückschläge reagieren, sowie die Situation entsprechend anpassen. Daher ist es wünschenswert, dass auch Seitens der Krankenhäuser Schritte unternommen werden, um den Berufsalltag der Pfleger*innen zu erleichtern. Schließlich ermöglichen die Resilienzfaktoren ein Gleichgewicht zwischen stressigen Situationen und der mentalen Gesundheit.

Letztlich lässt sich sagen, dass jeder Mensch das Potential hat individuelle Resilienz zu entwickeln und mittels Resilienzfaktoren kritische Lebenssituationen zu bewältigen.

Literaturverzeichnis:

Bengel, J. & Lyssenko, L. Resilienz und psychologische Resilienzfaktoren im Erwachsenenalter – Stand der Forschung zu psychologischen Resilienzfaktoren von Gesundheit im Erwachsenenalter. Forschung und Praxis der Gesundheitsförderung, Band 43, Köln, 2012

Bonanno, George. Clarifying and extending the construct of adult resilience. American Psychologist, 60.Aufl. 2005

Schumacher, J., Leppert, K., Gunzelmann, T., Strauß, B. & Brähler, E. (2005). Die Resilienzskala–Ein Fragebogen zur Erfassung der psychischen Widerstandsfähigkeit als Personmerkmal. Zeitschrift für klinische Psychologie, Psychiatrie und Psychotherapie, 53.Aufl. Jena, 2005

Internetverzeichnis:

Ameln, Falko; Iwers-Stelljes, Telse; Kauffeld, Simone; Lackner, Karin (2016): Kooperative Resilienz- ein soziotechnischer Ansatz durch Kooperations-technologien im Krisenmanagement, (2016-06-06)
< https://www.wineme.uni-siegen.de/paper/2016/2016_reuterludwigpipek_kooperativeresilienz_gio.pdf> [Zugriff 2020-06-14]

Dr. Baas, Jens (2019): Gesundheitsreport- Pflegefall Pflegebranche? So geht's Deutschlands Pflegekräften, (2019-06-19) <https://www.tk.de/ resource/blob/ 2066542/2690efe8e801ae831e65fd251cc77223/gesundheitsreport-2019-data.pdf> [Zugriff 2020-06-14]

Chan, Christian (2020): Neue Fragen und Antworten zum Coronavirus, (2020-06-18) <https://www.land.nrw/de/wichtige-fragen-und-antworten-zum-corona-virus> [Zugriff 2020-07-02]

Dittmer, Gunda (2019): Personalentwicklung: Resilienz- Kompetenz für den Klinikalltag, (2019-06-28) <https://www.aerzteblatt.de/archiv/208504/Personal entwicklung-Resilienz-Kompetenz-fuer-den-Klinikalltag> [Zugriff 2020-06-17]

Gaß, Gerald (2019): Personalnot in Krankenhäusern nimmt weiter zu, (2019-12-27) <https://www.aerzteblatt.de/nachrichten/108418/Personalnot-in-Krankenhaeusern-nimmt-weiter-zu> [Zugriff 2020-06-17]

Dr. med. Grossmann, Björn (2017): Seelische Belastungssituationen, (2017-08-12) <https://www.psychische-gesundheit-donaueschingen.de/de/krankheitsbilder/ akutpsychosomatische-schwerpunkte/seelische-belastungssituation/> [Zugriff 2020-07-01]

Dr. Helmreich, Isabella; Kunzler, Angela; Prof. Dr. Lieb,Klaus (2018): Resilienz- Die Widerstandskraft stärken, (2018-04-24) <https://www.thieme-connect.de/products/ejournals/pdf/10.1055/a-0594-7365.pdf> [Zugriff 2020-06-17]

Kerek, Angela (2020): Resilienz & Co: „Für die mentale Gesundheit kann die Krise auch viel Gutes haben", (2020-06-02) <https://www.juve.de/nachrichten/namenund nachrichten/2020/06/resilienz-co-fuer-die-mentale-gesundheit-kann-die-krise-auch-viel-gutes-haben> [Zugriff 2020-07-05]

Lauenstein, Mercedes (2020): Wie wird man mit Schicksalsschlägen fertig?, (2020-06-24) <https://lexikon.stangl.eu/593/resilienz/> [Zugriff 2020-06-14]

Dr. Leyen, Ursula (2018): Konzeption der Bundeswehr, (2018-07-20) <https://www.bmvg.de/resource/blob/26544/9ceddf6df2f48ca87aa0e3ce282 6348d/20180731-konzeption-der-bundeswehr-data.pdf> [Zugriff 2020-07-05]

Lohmann-Haislah, A. (2013): Stressreport Deutschland 2012: Psychische Anforderungen, Ressourcen und Befinden, (2013-01-29), <https://www.baua.de /DE/Angebote/Publikationen/Berichte/Gd68.pdf?__blob=publicationFile&v=6> [Zugriff 2020-06-17]

SpringerLink (2016): Ärzte müssen auch in Zukunft nicht um ihren Arbeitsplatz fürchten, (2016-11-05) <https://link.springer.com/article/10.1007/s00092-016-1276-6> [Zugriff 2020-07-04]

Persönlichkeitsentwicklung (2018): Resilienzfaktoren- Die sieben Säulen der Resilenz, (2018-07-05) <https://entwicklung-der-persoenlichkeit.de/resilienzfaktoren-die-sieben-saeulen-der-resilenz> [Zugriff 2020-06-30]

Persönlichkeitsentwicklung (2018): Resilienzforschung, (2018-07-05) <https:// entwicklung-der-persoenlichkeit.de/resilienzforschung> [Zugriff 2020-07-02]

Ortner, Stefan (2012): Burnout und Resilienz bei mittlerem Pflegemanagement, (2012-09-24) <https://unipub.uni-graz.at/obvugrhs/download/pdf/224209? originalFilename=true> [Zugriff 2020-07-05]

Radtke, Rainer (2019): Berufsgruppen mit den meisten Arbeitsunfähigkeitstagen aufgrund von Burn-Out-Erkrankungen im Jahr 2018, (2019-11-22) <https://de.statista.com/statistik/daten/studie/239672/umfrage/berufsgruppen-mit-den-meisten-fehltagen-durch-burn-out-erkrankungen/> [Zugriff 2020-06-13]

Prof. Dr. phil. habil. Richter, Dirk; Heckemann, Birgit (2014): Resilienz bei Mitarbeitenden im Gesundheitswesen (2014-02-27) <https://www.gesundheitsdienst portal.de/files/Resilienz-Schlussbericht-Februar-2014.pdf> [Zugriff 2020-07-02]

Wolff, Gerhard (2020): Der Applauf ist verhallt: Wie es den Corona- Alltagshelden heute geht, (2020-07-03) <https://bnn.de/lokales/karlsruhe/der-applaus-ist-verhallt-wie-es-den-corona-alltagshelden-heute-geht> [Zugriff 2020-07-04]

Zander, Britta; Dobler, Lydia; Busse, Reinhard (2011): Psychische Erkrankungen kommen in der Pflegebranche überproportional häufig vor, (2011-03-12) <https://www.mig.tu-berlin.de/fileadmin/a38331600/2011.publications/2011_zander_Pflegezeitschrift_Burnout.pdf> [Zugriff 2020-06-14]

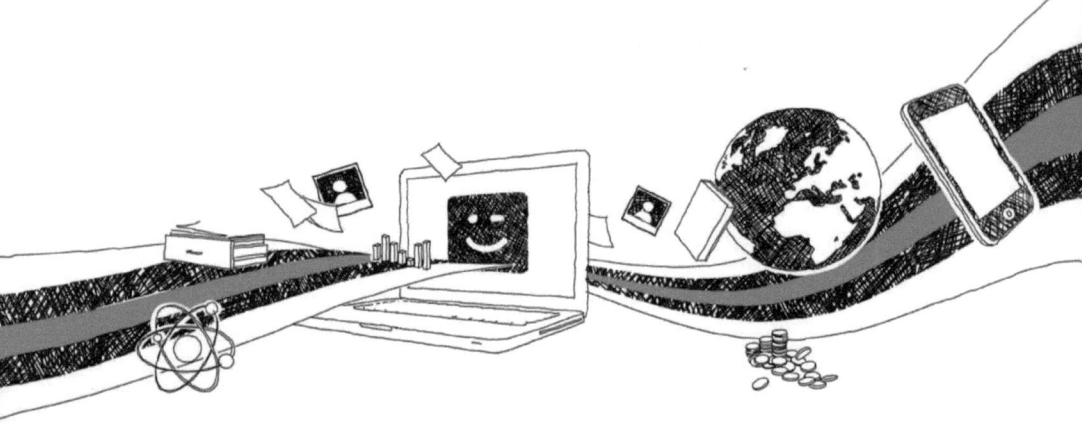
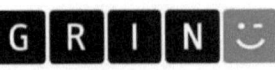